FAITS ET REMARQUES

POUR SERVIR A L'HISTOIRE

DE L'ANÉVRYSME ARTÉRIOSO-VEINEUX,

Par M. le Professeur ROUX (1).

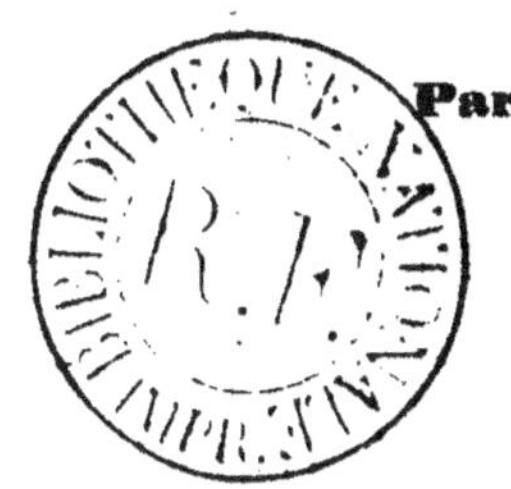

I.

Chacun sait en quoi consiste le singulier état pathologique qu'on nomme anévrysme artérioso-veineux. Une communication accidentelle vient à s'établir entre une artère et une veine voisines l'une de l'autre; le sang passe de l'un dans l'autre de ces deux vaisseaux, mais plus particulièrement de l'artère dans la veine qu'il gonfle, qu'il dilate au loin. Y a-t-il seulement ampliation des veines de la partie affectée, c'est la *varice anévrysmale* purement et simplement : que si, en même temps, un kyste anévrysmal, c'est-à-dire une poche remplie de sang artériel, s'est formé dans le voisinage de la veine qui communique avec l'artère, sur cette veine, sous cette veine, ou à côté, il y a *anévrysme variqueux*.

Une occasion toute récente m'a été offerte d'observer un cas de simple varice anévrysmale, et de faire avec tout le succès désirable l'opération applicable aux affections de ce genre. Cette varice anévrysmale avait son siége au bras, dont elle comprenait au moins tout le système veineux superficiel, si même elle ne s'étendait pas aux veines profondes. C'est le bras gauche qu'elle affectait. Elle avait succédé à une sai-

(1) Communication faite à l'Académie nationale de Médecine, dans la séance du 26 novembre 1850.

gnée malheureuse. Elle datait de six années, au moment où, le malade ayant placé en moi sa confiance, j'ai eu à lui pratiquer la ligature de l'artère brachiale, non pas au-dessus de la tumeur ou du côté du cœur seulement, comme s'il s'était agi d'un anévrysme proprement dit, ou spontané, ou faux consécutif, mais immédiatement au-dessus et au-dessous de l'ouverture anastomotique. J'ai donc agi au pli du bras, en ménageant les veines autant que possible. Les espérances que j'avais données au malade se sont réalisées. L'opération, dont les suites immédiates n'ont été troublées que par de légers nuages, a eu le résultat le plus heureux. Je l'avais faite le 28 août, il y a bientôt trois mois : toute trace de la maladie a complétement disparu, et le malade ne conserve plus que le souvenir des incommodités auxquelles il a été en proie si longtemps.

II.

Il m'a semblé qu'une relation un peu détaillée du fait dont il s'agit pourrait intéresser l'Académie. Ce n'est pas qu'il soit inouï, ni seulement insolite sous aucun rapport ; les circonstances qui en forment l'ensemble se sont déjà présentées, à bien peu de chose près, dans d'autres cas du même genre. Mais les faits relatifs à la varice anévrysmale (et cela est vrai plus encore pour ceux qui ont rapport à l'anévrysme variqueux), ceux surtout dans lesquels on a eu recours à la ligature de l'artère pour entreprendre la guérison de la maladie, ne sont pas consignés en grand nombre dans les annales de la science : et pourtant près d'un siècle déjà nous sépare de l'époque à laquelle, après quelques idées confuses de Sennert, W. Hunter, Cleghorn et Guattani, ont fait connaître les premiers, par des observations positives, la possibilité d'une communication accidentelle et permanente entre l'artère principale et les veines du bras, consécutivement à une saignée dans laquelle ces deux vaisseaux ont été ouverts simultanément.

Ce n'est pas assurément que les lésions d'où peut résulter

une telle perturbation dans la double circulation artérielle et veineuse d'une partie quelconque du corps soient
rares. Elles sont très fréquentes, au contraire. Déjà la
saignée ne les produit que trop souvent ; puis viennent
les plaies accidentelles de toutes sortes, particulièrement
celles qui sont faites par des instruments piquants, ou par
quelques uns des projectiles des armes à feu ; puis encore
de simples contusions qui ont pu causer la lacération, la dé-
chirure d'une artère et d'une veine parallèles et contiguës
l'une à l'autre sans solution de continuité des parties
molles extérieures ; témoin le cas si beau et si remarquable
qui a été observé et décrit par notre collègue M. Laugier,
celui d'une varice anévrysmale d'un des côtés de la tête et du
cou, qui reconnaissait pour cause une simple contusion sur la
région mastoïdienne : il avait encore cela qui le distingue de
tous autres, que le sang qui faisait incessamment irruption dans
les veines provenait d'une artère d'un très petit calibre (1).
Une ulcération de tel caractère ou de tel autre, sans lésion
traumatique antécédente des parois correspondantes d'une
artère et d'une veine contiguës l'une à l'autre, pourrait
avoir les mêmes conséquences qu'une plaie ; et il faut
bien qu'il en soit ainsi, puisqu'on a vu des varices anévrysmales se développer spontanément, je veux dire sans qu'aucune lésion mécanique eût précédé. Des faits de ce genre ont
été vus par de bons observateurs : tel, en particulier, celui
qui a été rapporté par M. Syme, d'Édimbourg, d'une varice
anévrysmale de l'aorte et de la veine cave inférieure.

III.

Mais, la lésion primitive une fois produite, combien de difficultés pour qu'une varice anévrysmale se constitue ! Que de

(1) Un cas analogue sinon quant à la cause, du moins quant au siége,
a été observé par M. Chélius qui fit, en premier lieu et sans succès, la
ligature de l'artère carotide primitive, et par M. Stromeyer, qui prati-
qua plus tard une opération au lieu même où existait l'anastomose artérioso-veineuse.

choses doivent advenir! Que de phénomènes doivent se produire, dont la moindre circonstance peut empêcher la succession! Aussi, dans les cas qui semblent le plus y prédisposer, au pli du bras après des saignées malheureuses, ce qu'on voit survenir bien plus souvent que la varice anévrysmale, c'est le simple anévrysme faux consécutif : et je m'exprime bien en disant le simple anévrysme faux consécutif; car si cet anévrysme est susceptible de progrès qui peuvent nécessiter plus impérieusement les ressources de la chirurgie, on peut dire aussi que la thérapeutique en est moins compliquée que celle de la varice anévrysmale.

IV.

Puis, eu égard à l'ensemble quelconque des varices anévrysmales de toutes sortes qu'on a eu à observer, combien est peu considérable le nombre des cas dans lesquels on a cru devoir entreprendre la guérison de la maladie, de ceux surtout dans lesquels on en soit venu à le faire par une opération imitée de celle qu'on oppose aux anévyrsmes proprement dits! Et remarquez qu'on ne peut point appliquer ici l'opération généralement si simple que nous appelons méthode d'Anel ou de Hunter : l'abord du sang étant interrompu seulement par une ligature appliquée du côté du cœur, et la circulation venant à se rétablir au moyen des artères collatérales, il y aurait presque infailliblement récidive ou persistance de la maladie, le sang étant ramené dans le tronc artériel là où celui-ci communique avec les veines. Besoin est donc, pour la guérison, que des ligatures soient placées à la fois au-dessus et au-dessous de l'ouverture anastomotique de l'artère malade avec les veines, à la fois du côté du cœur et du côté du système capillaire, pour suspendre et le mouvement direct et le mouvement rétrograde du sang. Après quelque temps d'hésitation, c'est à cette pensée que se sont arrêtés tous les chirurgiens de nos jours. C'est la règle généralement prescrite. Peut-être ai-je quelque peu concouru à la fonder, tout au moins à la faire consacrer dans la pratique.

V.

Mais, il s'en faut que l'opération ainsi pratiquée soit applicable à toutes les varices anévrysmales. Certaines, par leur siége, ou bien à cause de l'étendue des désordres que la maladie, trop longtemps abandonnée à elle-même, a occasionnés, n'en comportent pas l'application ; elles sont marquées au coin de l'incurabilité. Et à l'égard de celles qui sont plus favorablement situées, et aussi plus simples ou moins avancées, comme elles ne doivent pas faire des progrès indéfinis, on voit certains malades en supporter patiemment les incommodités, s'assujettir sans peine à des privations, à des ménagements qui leur sont imposés pour ralentir la marche de la maladie : très peu désirent qu'on leur pratique une opération qui, comme toute autre, a des dangers, et que la prudence ne permet pas de leur présenter comme indispensable.

VI.

A cause de tout cela, ce n'est donc que de loin en loin que, renonçant à la compression palliative, quelques chirurgiens ont cru pouvoir entreprendre la cure radicale de certaines varices anévrysmales : presque toujours ils ont cédé aux vifs désirs, à la volonté des malades, plutôt qu'à la loi d'une impérieuse nécessité. On a bientôt compté les faits de ce genre. Presque tous ont eu une certaine publicité, et sont consignés dans nos recueils scientifiques ; le nombre ne s'en élève peut-être pas à plus de quinze ou vingt sur les soixante ou quatre-vingts cas de varices anévrysmales de toutes sortes, je veux dire simples ou compliqués d'anévrysme faux consécutif, et de toutes les régions du corps, qui ont été observées jusqu'à ce jour, ou dont au moins les observateurs aient fait mention. Je l'ai dit, c'est au bras, bien plus fréquemment qu'ailleurs, après la phlébotomie, que la varice anévrysmale se développe ; c'est là qu'elle a été particulièrement observée ; c'est là aussi qu'elle se prête le mieux à l'application

des ressources de la chirurgie pour en obtenir la guérison;
c'est au bras que l'opération par la ligature a été pratiquée
le plus de fois. Pour mon compte, c'est là seulement que j'ai
eu à la faire. Je l'ai pratiquée sur cinq sujets.

VII.

Cinq opérations de ce genre seulement, durant une pratique
de quarante années, et cela dans les circonstances les plus fé-
condes, cela indique assez combien sont peu communes les oc-
casions d'observer les diverses sortes d'anévrysmes artérioso-
veineux : et pourtant ce nombre est peut-être bien considérable, il l'est, je crois, relativement au nombre des anévrysmes
de cette sorte que l'observation a mis à même de recueillir, et
relativement à ce que l'expérience ou la pratique ont fourni à
d'autres chirurgiens. Ces cinq faits ont une grande importance
à mes yeux: je veux en présenter à l'Académie les circonstances
les plus remarquables et les résultats généraux, en prenant
pour point de départ celui que j'annonçais en commençant,
et que j'ai recueilli tout récemment.

VIII.

PREMIÈRE OBSERVATION.

Le sujet de ce fait que je place en premier lieu, M. Charles
V..., est un jeune homme dont la famille habite, et qui habite lui-
même une de nos villes frontières du Nord. Il a vingt-six ans ; il
n'en avait que dix-neuf lorsqu'il eut l'artère brachiale ouverte
dans une saignée faite au bras gauche pour une maladie aiguë.
Peut-on dire toujours, en pareille occurrence, que la saignée
a été mal faite? N'est-il pas vrai, au contraire, que dans
bien des cas le malheur était inévitable, et que la faute en est
bien autant au malade qu'à l'opérateur, celui-ci n'ayant pu
ni prévoir, ni prévenir un mouvement brusque du bras déjà
atteint par la lancette? Dans le cas présent, le malade, jeune
homme d'une grande aménité, d'une grande douceur de
mœurs, et fort enclin à l'indulgence envers ses semblables, a
déploré son sort; il n'a jamais accusé l'impéritie de l'homme

de l'art, médecin fort habile, en effet. Au moment même de la saignée on soupçonna que l'artère avait été blessée, et l'on eut recours à l'application d'un appareil légèrement compressif: mais le malade était à peine convalescent, que déjà apparurent les premiers symptômes, ou les premiers indices de la dilatation des veines du pli du bras par le sang artériel. Il paraît que la varice anévrysmale fit des progrès assez rapides, favorisés par la force d'action du cœur chez un jeune homme de vingt ans, et par une certaine mollesse de constitution, qui devait rendre les parois des veines plus extensibles, et les veines elles-mêmes plus dilatables. Je n'ai connu la succession de ses périodes que lorsque déjà elle existait depuis six ans. C'est alors seulement, au mois de juillet dernier, que le malade vint à Paris, et me fut présenté pour la première fois par son médecin habituel; il a été vu en même temps par d'autres chirurgiens, et en particulier, je crois, par notre collègue M. Velpeau. Quel avis en reçut-il alors? Lui ont-ils donné le conseil de persister dans le traitement palliatif auquel il avait été soumis dans les dernières années? L'ont-ils encouragé, au contraire, dans le désir qu'il avait d'être délivré pour toujours de sa maladie en subissant, s'il le fallait, une opération? Je l'ignore. Mais tous ont dû remarquer que chez ce jeune homme, la varice anévrysmale était des mieux caractérisées, des plus belles, s'il est permis d'employer cette expression pour indiquer une maladie qui se montre avec des formes bien arrêtées, et accompagnée de symptômes non équivoques.

IX.

En effet, le bras étant dépouillé de tout bandage, mis à nu, et laissé pendant le long du corps, on voyait toutes les veines superficielles dilatées, gonflées, et beaucoup plus grosses que dans l'état normal, ou que du côté opposé, en bas jusqu'au poignet, en haut jusqu'à la base de l'aisselle. Jusqu'à ces deux points extrêmes, mais bien plus vers le pli du bras, le toucher y faisait reconnaître et l'oreille y distinguait ce *susur-*

rus qui a été noté d'abord dans la veine anévrysmale, qui appartient aussi à quelques autres désordres de l'appareil circulatoire, et qu'on a comparé à tant d'autres phénomènes avec bruit qui tombent chaque jour sous nos sens. Au pli du bras, pareillement, l'oreille était frappée du bruit de souffle occasionné, à chaque diastole de l'artère, par le passage du sang à travers l'ouverture de communication de celle-ci avec la veine. Et en effet, dilatation considérable des veines du membre affecté ; susurrus continu, mais avec des renforcements plus ou moins manifestes ; et bruit de souffle là où a lieu l'inosculation des vaisseaux : tels sont, au moins dans la généralité des cas, les phénomènes propres et distinctifs de la varice anévrysmale. A ces symptômes caractéristiques de la maladie, se joignaient chez la personne dont je trace l'histoire, à un haut degré même, tous les effets ordinaires de cette affection, dans laquelle il y a, sinon transfusion parfaite, mélange complet des deux sangs dans les deux ordres de vaisseaux sanguins, au moins passage d'une certaine quantité de sang artériel dans les veines, et très probablement aussi, comme l'avait pensé Breschet, d'un peu de sang veineux dans le système artériel. Il y avait du refroidissement dans le membre avec un sentiment incommode de pesanteur : certaines actions étaient devenues pénibles, à ce point que le malade ne pouvait plus se livrer que de loin en loin, et pour peu de temps encore, au jeu de la clarinette, qui était une de ses distractions favorites. Ce qui ne le contrariait pas moins, c'était la difficulté qu'il éprouvait à se livrer au sommeil, importuné qu'il était par le bruissement des veines qui retentissait péniblement à son oreille. Toutes ces incommodités avaient diminué beaucoup pour lui le charme de l'existence. Mais heureusement il était animé de sentiments religieux, et eut-il été plus malheureux encore, il n'aurait jamais eu la pensée de mettre volontairement un terme à ses jours, comme le fit au contraire, dans la même circonstance, un jeune homme de Paris, que connaissait notre collègue M. Nacquart; c'est il y a une trentaine d'années, à une époque où l'on n'osait point encore entreprendre la guérison d'une varice anévrysmale, même au bras, par la ligature de l'artère brachiale au lieu même où la maladie a son siége principal.

X.

Après six années pendant lesquelles on avait essayé inutilement tous les modes de compréssion pour obtenir la guérison de la maladie, on était à peine parvenu à en rendre les incommodités plus supportables. Le jeune patient, lorsqu'il vint à Paris pour la première fois, était déjà à demi décidé à courir les hasards d'une opération pour être délivré de sa varice anévrysmale. Il n'avait besoin que d'être affermi dans sa résolution ; ou plutôt elle devait être bientôt définitive, s'il y avait seulement plus à espérer qu'à craindre des suites de cette opération. Mes paroles furent conformes à ses désirs ; et toutefois je ne lui dissimulai pas, et je dissimulai moins encore à son médecin ordinaire, M. Deswarte, qui l'avait accompagné, certains événements fâcheux dont j'avais été témoin, et que j'avais eu à déplorer. Nonobstant ces explications franches, le malade eut bientôt pris son parti. Après une entrevue de quelques jours qu'il eut avec ses proches, il revint à Paris, tout ayant été concerté et disposé par avance de manière à ce que je pusse l'opérer le lendemain même du jour de son arrivée. C'était à la fin du mois d'août dernier, il y a près de trois mois maintenant.

XI.

Malgré la crainte que j'avais de mouvements involontaires du bras pendant l'anesthésie, pour une opération qui demande à être exécutée avec une grande précision, le malade fut soumis au chloroforme. Il m'avait exprimé le désir qu'il en fût ainsi. Par une compression exercée à la partie supérieure du membre, j'obtins à la fois et la suspension des battements de l'artère, et la déplétion des veines. L'opération elle-même a consisté d'abord à inciser les téguments au pli du bras un peu grandement sur le trajet de l'artère ; à écarter ensuite les veines autant que possible pour ne pas les ouvrir, ou du moins pour ne pas les ouvrir dans une trop grande étendue, et ne pas les comprendre dans les ligatures ; puis à contourner l'artère avec deux ligatures, engagées l'une au-dessus, l'autre au-dessous de l'ouverture par laquelle elle communiquait depuis si longtemps avec les veines. Je me suis servi pour ces dernières manœuvres d'une aiguille courbe à manche fixe. Je crois être parvenu à placer la ligature supérieure très immédiatement, c'est-à-dire sans comprendre avec elle aucune partie du lacis très ample que forment toutes les veines du pli du bras si dilatées dans la varice anévrysmale. Je ne crois pas avoir été aussi heureux pour la ligature inférieure : des veines ont même été transpercées ; et c'est pour cela, sans doute, qu'alors que je croyais tout terminé parce que j'avais soumis l'artère à une double étreinte, il m'a fallu placer soudain une troisième ligature très près de l'angle inférieur de la plaie : je l'ai mise seulement sur des veines d'où coulait en nappe une assez grande quantité d'un sang semi-artériel, ou même tout à fait artériel, la circulation n'ayant pas été un seul moment interrompue dans la main et dans l'avant-bras. C'est pour cela sans doute aussi que le soir même du jour où l'opération avait été faite dans l'après-midi, s'est déclarée une hémorrhagie assez abondante, mais qui n'était que veineuse, et qui a cédé heureusement à la substitution d'un appareil légèrement compressif à l'appareil simplement défensif, qui avait été mis en premier lieu sur le membre.

XII.

Il ne faut pas moins qu'une grande attention, beaucoup de présence d'esprit et une certaine habitude des manœuvres chirurgicales pour se reconnaître, et pour procéder avec quelque certitude de faire bien, au milieu du désordre et de l'espèce de confusion que présentent toutes les parties affectées dans une varice anévrysmale, même au pli au bras. Toutefois, dans le cas que je décris, les difficultés ne furent pas tout à fait ce qu'elles auraient pu être; et cependant l'artère brachiale avait acquis par le fait de la maladie une ampleur considérable au-dessus du pli du bras, en même temps que ses parois étaient fort amincies. On l'a dit avec raison, dans la varice anévrysmale, à cause du double échange du sang qui a lieu dans les deux ordres de vaisseaux, les artères subissent une sorte de trans-formation veineuse, tandis que les veines s'artérialisent à un certain degré. Je n'avais jamais observé encore d'une ma-nière aussi remarquable la métamorphose artérielle ; je ne l'avais jamais vue portée à un aussi haut degré. Je n'ai pas pu constater aussi bien la transformation des veines. Dans toute la longueur du bras jusqu'à l'aisselle, l'artère brachiale avait presque la grosseur du doigt médius : on eût dit une dilatation anévrysmale. Le pouls y était facilement dépressible à cause du peu d'épaisseur des parois du vaisseau : il n'avait pas une ampleur proportionnée dans les artères de l'avant-bras, qui n'avaient pas non plus perdu sensiblement de leur diamètre naturel, puisqu'il y a eu rétablissement facile de la circulation après la ligature de l'artère brachiale.

XIII.

J'allais oublier d'indiquer une circonstance ou plutôt un détail de l'opération, que je dois d'autant moins omettre cependant qu'il fait infraction à mes habitudes les plus an-ciennes. Au lieu de placer un cylindre de sparadrap sur l'ar-tère, et de nouer les ligatures sur ce cylindre, j'ai fait agir celles-ci sur l'artère immédiatement. Ç'a été une des cinq ou six exceptions, au plus, que je me sois permises sur les quatre-vingt-trois ou quatre-vingt-quatre ligatures de grosses artères, c'est-à-dire, d'opérations d'anévrysmes de toutes sortes que j'ai pratiquées. Ma méthode pres-que constante, méthode à laquelle je pense que je res-terai toujours fidèle, parce que je n'en ai obtenu que de bons résultats, a été de faire agir les ligatures médiate-ment, et de manière à aplatir l'artère au moyen d'un corps cylindrique, plutôt que par une étreinte tout à fait circulaire;

de même que j'ai toujours préféré des ligatures un peu fortes
à des ligatures d'un petit diamètre. Dans l'opération de varice anévrysmale dont je trace l'histoire, j'ai abandonné mon
faire accoutumé, parce que j'avais placé trois ligatures; parce
que ces trois ligatures ne se trouvaient pas posées exactement
sur la même ligne verticale; parce que deux d'entre elles
étaient assez superficielles, tandis que la troisième, celle du
milieu, était engagée un peu profondément : à cause de tout
cela je craignais que leur action sur un corps long et cylindrique ne fût pas assez égale, assez uniforme. Je craignais aussi
qu'en haut, particulièrement, les parois si amincies de l'artère ne pussent pas supporter longtemps, sans s'ulcérer, la
pression exercée par les bouts d'un corps cylindrique, même
d'un simple rouleau de sparadrap.

XIV.

Peut-être les choses se seraient-elles bien passées si j'eusse
pris un autre parti, si j'eusse suivi mon procédé habituel.
Du moins n'ai-je point eu à me repentir de l'abandon que
j'en avais fait. Ç'a été une chose remarquable que le caractère simple des suites de l'opération. J'ai dit que le pouls
s'était fait sentir, avec assez de force même, incontinent après
l'interception du cours du sang dans l'artère brachiale
au pli du bras; la circulation s'est rétablie aussitôt dans
le membre. Il fallait donc que les artères radiale et cu-
bitale n'eussent pas éprouvé une diminution notable de
calibre, et que les artères collatérales fussent bien préparées
pour les fonctions qu'elles ont eu à remplir. Il a bien fallu
aussi que, malgré la difficulté que j'avais éprouvée pour bien
engager la principale ligature inférieure, à cause de la situation profonde de l'artère, et de l'embarras causé par la présence des veines dilatées, je n'eusse pas même effleuré le
nerf médian ; car dans aucun moment le malade n'a éprouvé
ni engourdissement, ni douleur dans les parties où ce nerf
va se distribuer. La vie du membre fut donc assurée tout
d'abord, et je n'ai pas eu un moment d'inquiétude à cet

égard. Toutes mes craintes ne pouvaient se rapporter qu'à des hémorrhagies consécutives, qui pouvaient survenir promptement, comme elles pouvaient être très tardives dans leur apparition. A peine ai-je besoin de dire que le jeune malade, d'une docilité peu commune, fort attentif à tout ce par quoi il pouvait concourir au succès de son opération, succès tant désiré par toute sa famille, a été soumis, tant qu'il y a eu danger possible, à une surveillance des plus actives, à laquelle prenaient part un de ses frères, qui l'avait accompagné à Paris, une femme de service attachée à la maison paternelle, et, pour le jour comme pour la nuit, un des élèves internes attachés à mon service de l'Hôtel-Dieu. Mes appréhensions, relativement à des hémorrhagies consécutives, ont été d'autant plus vives et se sont prolongées d'autant plus longtemps, que le caillot obturateur a tardé beaucoup à se former dans l'artère brachiale du côté du cœur. Comme j'avais mis cette artère très immédiatement à découvert en haut, c'est-à-dire, au-dessus de la perforation dont elle était le siége, et qu'elle était là placée très superficiellement, je pouvais l'y explorer à loisir : je fus frappé pendant longtemps de la force de ses battements, et de la persistance de son ampleur, jusque très près de la ligature. C'est du douzième au quinzième jour seulement qu'elle me parut moins grosse, plus rénitente, en même temps que les pulsations y étaient affaiblies à raison de la densité croissante du caillot intérieur.

XV.

Comme je n'avais pas cru devoir réunir la plaie par première intention, et qu'au lieu de cela je l'avais laissée béante, une légère fluxion inflammatoire se manifesta dans toute la périphérie du coude : cette fluxion n'a fait naître cependant qu'une suppuration assez peu abondante, moins considérable même que cela ne m'avait semblé devoir être eu égard à la profondeur de la plaie, et à la présence de trois ligatures assez fortes agissant comme autant de corps étrangers. Je formai le vœu que ces ligatures ne se détachassent pas trop promptement, et je me gardai bien de rien faire pour en hâter la chute. Les choses se passèrent au gré de mes désirs. Le fil moyen, je veux dire celui que j'avais placé immédiatement au-dessous de l'ouverture de l'artère, se détacha le premier, le dix-neuvième jour de l'opération ; la ligature d'en haut tomba trois jours après ; et la dernière ou la troisième, celle que j'ai cru n'avoir placée que sur quelques parties du plexus veineux, ne s'est détachée que le vingt-huitième jour. La chute de celle-ci a été accompagnée d'une légère hémorrhagie qui, de même que celle du jour même de l'opération, a cédé à une légère compression.

XVI.

Après une succession si simple des phénomènes principaux, il était naturel d'espérer que la plaie, une fois débarrassée de la présence des ligatures, guérirait promptement : au lieu de cela, elle est restée assez longtemps sinueuse, en fournissant du pus en certaine quantité, comme si elle eût recélé profondément quelque corps étranger. Cependant, après s'être ainsi fait attendre quelque peu, la cicatrisation de cette plaie était terminée au milieu du mois d'octobre : c'était après six semaines environ écoulées depuis le jour où l'opération avait été pratiquée. A mesure que ce moment approchait, le malade recouvrait plus de souplesse dans l'articulation du coude, que, pendant les six années qu'avait duré la varice anévrysmale, il avait condamné à une immobilité presque absolue, et que surtout il avait maintenue dans un état continuel de demi-flexion. Il a pu quitter Paris vers la fin du mois d'octobre. Le bras jouissait d'une pleine et entière mobilité dans toutes ses parties, et d'une aptitude complète aux fonctions que la nature a départies aux membres supérieurs.

XVII.

C'était donc, ai-je dit en commençant, pour la cinquième fois que je venais d'appliquer à la varice anévrysmale

la seule opération rationnelle que cette maladie comporte
quand on veut en entreprendre la guérison. Je me trompe,
dans le premier des cas où j'y ai eu recours, ou sur le premier des cinq malades qui ont passé par mes mains, avant
d'en venir à l'opération pratiquée au pli du bras (et l'on
verra bientôt que celle-ci même n'a point eu un résultat heureux), j'avais d'abord essayé la méthode d'Anel ou de Hunter, en liant l'artère humérale à la partie moyenne du bras
seulement. Des raisons particulières m'avaient fait agir
de la sorte, bien qu'à cette époque, c'est il y a dix-neuf
ans, on pensât déjà, sans qu'il y eût encore rien d'arrêté
définitivement dans l'esprit des praticiens, que cette méthode, si parfaite, si avantageuse à tous égards pour l'anévrysme faux consécutif, ne convient pas pour la varice anévrysmale.

A ce propos, je dirai en passant que les vues émises dans
ces dernières années sur la galvano-puncture appliquée au
traitement des anévrysmes externes, et pratiquée dans le but
de provoquer la coagulation du sang dans une poche anévrysmale, soit qu'ensuite il doive y avoir oblitération de l'artère malade, soit que la circulation doive continuer à s'y
faire ; que ces vues, dis-je, ne peuvent guère concerner la
varice anévrysmale pure. On pourrait peut-être y songer
pour l'anévrysme variqueux proprement dit, pour le cas de
coïncidence d'une poche anévrysmale avec l'ampliation des
veines : encore faudrait-il que le kyste anévrysmal fût inter-
médiaire à l'artère ouverte et aux veines dilatées, et non
point placé à côté des veines ou sur les veines, comme on
l'a vu certaines fois, comme cela était particulièrement dans
le cas observé et si bien décrit par feu notre si regrettable
confrère A. Bérard. Je crois que c'est d'un cas de ce genre
qu'il s'agissait dans le fait publié par un chirurgien italien,
Cappelletti, d'une varice anévrysmale au pli du bras, traitée
et guérie par la galvano-puncture. Peut-être même y avait-
il simplement anévrysme faux consécutif. Les détails de l'observation ne sont pas très explicites au point de vue du dia-
gnostic. Ce n'est pas d'ailleurs un fait qui dépose remarqua-

blement en faveur de la méthode de traitement qui a été mise en usage, puisqu'après une diminution assez notable de volume, la tumeur a pris un grand développement, a suppuré et s'est ouverte spontanément.

XVIII.

Les cinq varices anévrysmales que j'ai opérées avaient toutes leur siége au bras et au bras gauche ; toutes aussi provenaient de saignées malheureuses dans lesquelles l'artère brachiale avait été ouverte en même temps que la veine basilique. Je crois bien me rappeler que, chez quelques autres sujets que j'ai eu seulement à observer, la maladie existait pareillement au bras gauche. S'il était possible de rassembler tous les faits connus de varice anévrysmale au bras, tous ceux aussi d'anévrysme faux consécutif à la même partie, ayant également pour origine la saignée, et qu'il fût établi que ces affections se montrent plus fréquemment au bras gauche qu'au bras droit, sans doute ce fait n'aurait qu'un intérêt secondaire quant à l'affection elle-même ; mais il y aurait à en tirer quelque enseignement. La raison en serait, sans aucun doute, que la saignée est généralement moins bien faite au bras gauche qu'au bras droit, parce que le chirurgien doit se servir de la main gauche ; et cela aurait pour conséquence pratique, qu'on devrait céder moins facilement qu'on ne le fait à la fantaisie de tant de personnes qui, ayant à être phlébotomisées, veulent que l'opération leur soit faite au bras gauche plutôt qu'au bras droit : ou bien il faudrait que les médecins tinssent, plus que cela n'a lieu généralement, à se rendre ambidextres autant que possible pour les opérations chirurgicales, surtout pour une opération qu'on pratique aussi souvent que la saignée.

XIX.

Puisque la varice anévrysmale, comme l'anévrysme variqueux proprement dit, doit advenir consécutivement à certalnes blessures des artères, il est heureux qu'elle ait son siége au bras plus particulièrement; et je me félicite de n'avoir point eu à pratiquer l'opération qui lui est applicable ailleurs que dans cette partie. Déjà les incommodités inhérentes à cette maladie, sont moindres et peuvent être plus facilement palliées au bras que dans quelque autre région du corps que ce soit. Là, aussi, on peut avec moins d'inconvénients qu'ailleurs, bien qu'avec peu de chances pour la réussite, tenter la compression comme moyen de traitement avant d'en venir à une opération. Celle-ci, enfin, toujours si délicate, si minutieuse, si difficile en général, doit l'être moins, et l'est moins, en effet, appliquée à la varice anévrysmale du pli du bras qu'à celle de toute autre partie du système artériel. Elle y est moins dangereuse aussi à cause des ressources nombreuses que la nature a préparées pour le rétablissement de la circulation. Toutefois l'opération que j'ai faite cinq fois déjà au pli du bras, qu'il ne faudrait peut-être pas songer à entreprendre au cou, à l'aisselle, au pli de l'aine, je ne craindrais pas trop d'avoir à la pratiquer à la jambe, ou bien encore à la partie moyenne de la cuisse, surtout si la maladie ne datait pas d'une époque trop éloignée, si elle n'avait pas fait naître à un trop haut degré les transformations qu'elle tend à produire à la fois dans les veines et dans les artères de la partie affectée.

XX.

Ces dernières circonstances se présentent dans le cas si intéressant, si curieux à tous égards qui est soumis en ce moment, dans l'hôpital de Bon-Secours, à l'observation de notre honorable confrère M. Monneret, que M. Monneret a présenté à l'examen de la Société de chirurgie, et qu'il a eu la bonté de me faire voir : c'est celui d'une varice anévrysmale des veines profondes du membre inférieur, née d'une communication accidentelle de l'artère crurale avec le tronc veineux qui accompagne cette artère. Il peut y avoir du doute sur l'origine ou sur le mode de formation de cette varice ané-

vrysmale; tout porte à croire cependant qu'elle est la conséquence, bien tardive toutefois, d'un ancien coup de feu,
d'une blessure faite il y a vingt ans par une arme chargée à
petits plombs. Plusieurs de ces projectiles sont encore sous
la peau; l'un d'eux, après avoir pénétré plus profondément,
et jusque-là où sont accolées l'une à l'autre l'artère et la
veine crurales, aura fini par produire l'inflammation ulcé-
rative et la perforation de leurs parois correspondantes.
Si j'avais à donner mon avis sur le parti à prendre à l'égard
du malade de M. Monneret, lequel a une quarantaine
d'années environ, je ne voudrais pas qu'on laissât la maladie,
maintenant si bien caractérisée, et dont toutes les circonstances se prononcent et se dessinent si bien, prendre tous les
développements dont elle est susceptible : je ne voudrais pas
qu'on tardât trop à pratiquer la ligature de l'artère crurale.

XXI.

C'est chez moi une pensée bien arrêtée, que s'il était
possible de prévoir qu'un individu affecté d'une varice anévrysmale opérable ne consentira pas à en supporter les incommodités au delà d'un certain temps, et sera tourmenté
plus tôt ou plus tard du désir d'en être délivré, mieux vau-
drait en entreprendre la guérison lorsqu'elle est encore assez
récente que lorsqu'elle est très ancienne. On peut dire que
soit par elle-même et à raison de ses progrès naturels, soit
sous l'influence du traitement par la compression, traitement
si communément mis en usage, et presque toujours infruc-
tueux, toute varice anévrysmale tend à dégénérer : je veux
dire qu'elle tend à se compliquer de la dilatation du tronc de
l'artère malade au-dessus de l'ouverture dont cette artère est
le siége, de l'amincissement de ses parois, de la dilatation
des branches collatérales supérieures, quelquefois de l'a-
moindrissement des branches inférieures, de la transformation des veines, et d'une sorte de confusion de tous ces vaisseaux. Si l'on veut ne pas appeler cela des complications,
et ne voir là que le développement naturel de la maladie, il

n'est que trop certain que toutes ces circonstances sont des plus désavantageuses quand il s'agit de procéder à une opération : cette opération sera d'une exécution plus difficile ; elle sera aussi plus incertaine dans ses résultats. On aura plus à craindre, ou la gangrène du membre par le non-rétablissement de la circulation, ou des hémorrhagies consécutives.

XXII.

A ce point de vue, c'est-à-dire sous le rapport du degré d'ancienneté de la maladie, et de l'influence qui a pu en résulter sur les particularités et les suites de l'opération, les cinq cas dans lesquels j'ai entrepris la guérison de varices anévrysmales au bras diffèrent assez notablement les uns des autres ; ou plutôt ils forment deux séries assez distinctes. Dans deux de ces cas, la maladie était récente ; elle datait dans l'un de six à sept semaines seulement, dans l'autre de trois mois : les premiers développements de la varice anévrysmale avaient été presque immédiats après la saignée ; et quand va venir le moment où j'en ferai brièvement l'histoire, on verra que l'opération a eu dans l'un et l'autre l'issue la plus heureuse. Dans les trois autres cas, l'affection existait depuis trois, quatre et six années. C'est à ce dernier degré d'ancienneté qu'elle était parvenue chez le sujet de l'observation que j'ai présentée en commençant, et à laquelle j'ai cru devoir donner des développements dont je pourrai me dispenser pour les autres ; et des trois cas aussi, c'est le seul dans lequel les suites de l'opération aient été tout à fait heureuses. Je puis m'attacher à cette division générale des faits dont j'ai eu l'intention de présenter l'ensemble, pour exposer les circonstances particulières et le caractère propre de chacun des quatre qu'on ne connaît pas encore. Précisément cette marche concorde assez bien, sinon parfaitement, avec l'ordre dans lequel ils m'ont été fournis par la pratique.

XXIII.

DEUXIÈME OBSERVATION.

Je viens de faire entrevoir que dans deux de ces faits, la
maladie et l'opération ont eu des suites fâcheuses ; ou plutôt
c'est l'opération seule qui a été passible des événements que
je vais raconter ; et l'un des deux cas est encore plus malheureux que l'autre. Il y a dix-neuf ans, c'était en 1831, je n'avais
encore observé aucun cas d'anévrysme artérioso-veineux,
lorsque se présenta à la Charité une femme chez laquelle
s'était développée consécutivement à une saignée faite au bras
gauche, non pas une simple varice anévrysmale, mais un
véritable anévrysme variqueux, c'est-à-dire, une varice anévrysmale des mieux caractérisées et des plus considérables
même, plus un kyste anévrysmal ou artériel. Sous un amas,
sous un lacis, sous un réseau de veines dilatées dont le bruissement se faisait entendre et sentir assez loin du côté de la
main et du côté de l'aisselle, on distinguait parfaitement
une tumeur circonscrite, ayant environ le volume d'une petite noix, et présentant des pulsations distinctes, isochrones
aux battements des artères. En comprimant l'artère humérale au milieu du bras, on faisait cesser à la fois et le susurrus des veines, et les mouvements expansifs de la tumeur, et
cette tumeur disparaissait presque entièrement. Il était permis de croire que c'était en la traversant que le sang passait
de l'artère dans les veines. Quand, plus tard, et bien longtemps même après mon premier examen de cette maladie,
l'occasion me fut malheureusement offerte de faire la dissec-
tion du membre amputé, nous remarquâmes que la poche
anévrysmale ne communiquait pas immédiatement avec les
veines superficielles ; c'était dans les veines profondes ou
dans les veines satellites de l'artère brachiale que la varice
anévrysmale s'était établie primitivement pour s'étendre ensuite aux veines superficielles ; c'était là du moins qu'était la
communication entre les deux ordres de vaisseaux, au moyen
d'un très court canal, d'où le sang avait dû s'échapper pour
former la poche anévrysmale.

XXIV.

Cet anévrysme variqueux datait déjà de dix-huit mois environ, et l'on avait fait diverses tentatives infructueuses pour en ralentir la marche par la compression. La malade était une femme d'une trentaine d'années, très impressionnable, d'un caractère irascible, très disposée aussi à l'exaltation, et qui tout en redoutant beaucoup une opération, avait le très grand désir d'être délivrée de sa maladie, dont les incommodités lui étaient devenues insupportables. M. Boyer vivait encore ; nous nous concertâmes sur ce qu'il y avait de mieux à faire dans un tel cas, sur le meilleur mode opératoire à mettre en usage ; car une opération, la ligature de l'artère brachiale était absolument indispensable. Il s'en fallait de beaucoup qu'à l'époque dont il s'agit l'opinion des chirurgiens fût aussi générale qu'elle l'est maintenant en faveur de l'opération faite au pli du bras, et par une double ligature appliquée immédiatement au-dessus et au-dessous de l'ouverture anastomotique, préférablement à l'opération par la méthode de Hunter. La question était encore en litige ; elle n'avait point encore été résolue par des faits positifs en assez grand nombre. J'entraînai M. Boyer à me laisser appliquer la méthode de Hunter ; peut-être eussé-je mieux fait de pratiquer de prime-abord l'opération au pli du bras. Mais, sans avoir présumé que la communication artérioso-veineuse existât sous la poche anévrysmale, entre l'artère brachiale et la veine satellite, j'avais été frappé de l'énorme dilatation et d'une sorte de confusion de tous les vaisseaux du pli du bras, de la situation profonde de l'artère dans cette partie, refoulée qu'elle était en quelque sorte par le kyste anévrysmal ; un certain état de choses que je ne puis ni bien définir, ni décrire, me faisait appréhender que l'opération au pli du bras ne présentât d'énormes difficultés : j'aimais mieux la réserver pour le cas où j'échouerais en pratiquant la ligature faite au milieu du bras seulement, c'est-à-dire, en pratiquant l'opération par la méthode de Hunter. Il me semblait y avoir

quelques chances pour le succès de cette dernière, par cela
que je l'appliquais, non à une simple varice anévrysmale,
mais à un anévrysme variqueux. Bien que je comprisse
parfaitement que le kyste artériel, dans l'anévrysme variqueux, diffère beaucoup, quant aux conditions du sang qu'il
contient, du kyste de l'anévrysme faux consécutif, je me lais-
sai aller à la pensée qu'il y avait quelques chances pour un
résultat avantageux. L'opération fut donc pratiquée au milieu du bras. C'est là, et là seulement, que je liai l'artère brachiale, en l'embrassant dans deux fils noués sur un corps cylindrique.

XXV.

Quant au but immédiat que je me proposais, tout se passa
au mieux consécutivement à cette opération. Il n'y eut d'hémorrhagie ni avant, ni après la chute des ligatures. Celles-ci
tombèrent le dix-neuvième jour. L'artère brachiale que j'a-
vais trouvée notablement dilatée, sans qu'elle eût un calibre
tout à fait extraordinaire, fut oblitérée ; le cours du sang y
était intercepté au moins à la partie moyenne du bras, et la
circulation avait dû être rétablie dans le membre par les
vaisseaux collatéraux. Mais qu'advint-il relativement à la
maladie ? le voici. Il y eut d'abord suspension complète des
symptômes propres de la varice anévrysmale, c'est-à-dire
affaissement des veines, et cessation du bruissement dont elles
étaient le siège, suspension aussi des pulsations particulières
au kyste anévrysmal. Ce dernier effet fut définitif ; la poche
artérielle ne s'est pas reproduite, ou du moins les battements
n'ont plus reparu, et s'il est permis de s'exprimer ainsi, la
maladie s'est dépouillée de l'élément particulier qui la con-
stituait anévrysme variqueux. Mais les ligatures étaient seulement sur le point de tomber, que déjà les phénomènes de la
varice anévrysmale apparaissaient de nouveau ; déjà l'avant-
bras se montrait sillonné de veines gonflées, dans lesquelles
on distinguait un frémissement ondulatoire ; il y avait réap-
parition de la maladie principale, qui ne reprit cependant

qu'avec une certaine lenteur le développement auquel elle
était parvenue en premier lieu.

XXVI.

Grande fut la désolation de la malade. Je ne tardai cependant pas à lui dire à quelle autre méthode de traitement on
pouvait avoir recours; par quelle autre opération on pouvait
encore une fois, et avec plus d'espérance de succès, entreprendre sa guérison. Mais elle était tombée dans un profond
découragement, repoussa ma proposition, et quitta l'hôpital,
paraissant résolue à conserver sa varice anévrysmale qui, déjà
portée à un haut degré, menaçait de faire des progrès ulté-
rieurs. Dix-huit mois se passèrent sans que je revisse cette
femme, sans que je susse ce qu'elle était devenue. Après ce
temps, elle revint à la Charité, ne pouvant plus supporter les
incommodités de sa maladie, ni l'empêchement qui en résul-
tait pour ses travaux, et bien décidée à subir une nouvelle
opération, mais obsédée, j'en conviens, par de tristes pres-
sentiments. C'était vers la fin de 1833. Eussé-je pu prévoir
que des accidents consécutifs me conduiraient à la nécessité
de faire à cette malheureuse femme l'amputation du bras,
jamais je n'aurais voulu lui imposer de prime abord un tel
sacrifice, et ne pas tenter pour elle les chances de l'opération de l'anévrysme pratiquée au pli du bras, malgré les difficultés que j'entrevoyais.

XXVII.

Ces difficultés furent grandes, en effet : elles dépendirent
principalement de ce que les veines très larges, très adhé-
rentes les unes aux autres, et à parois très épaisses, for-
maient au pli du bras un large réseau inextricable, que je ne
pus pas parvenir à soulever pour découvrir l'artère ; et de ce
que celle-ci, bien qu'elle reçût par des collatérales le sang
qu'elle transmettait aux veines, avait perdu de son calibre
naturel par le fait de la ligature qui avait été pratiquée au

milieu du bras dix-huit mois auparavant, et ne pouvait être reconnue que par de faibles battements. Ce fut donc après bien des manœuvres minutieuses, et en m'abandonnant un peu au hasard, que je parvins à engager des ligatures tant au-dessus qu'au-dessous de l'ouverture anastomotique de l'artère avec les veines. Ces ligatures furent très médiates, mais bien placées cependant, ce que démontra plus tard l'inspection anatomique du membre, et ce qu'avait fait connaître tout d'abord la cessation complète du bruissement dans les veines superficielles du membre, et la diminution des battements artériels à la main et à l'avant-bras.

XXVIII.

Pendant plusieurs jours j'eus lieu d'espérer que l'opération aurait une issue favorable ; la sensibilité et la vie se maintenaient dans le membre, et une suppuration d'assez bonne nature s'était établie dans la plaie, que je n'avais point réunie, et qui recélait, outre les ligatures, un corps mou cylindrique sur lequel celles-ci étaient nouées. Mais au huitième jour, sans circonstance éventuelle appréciable, une première hémorrhagie abondante se déclare : deux autres lui succèdent bientôt, non moins considérables que celle-là, malgré l'emploi des ressources usitées en pareille occurrence, malgré l'application des astringents les plus forts, malgré la compression le plus méthodiquement exercée sur la plaie, ou sur une partie plus élevée de l'artère brachiale. Le sang paraissait être fourni à la fois par l'artère et par les veines. La vie de la femme étant menacée immédiatement, je me décidai à faire l'amputation du bras : c'était le seul parti à prendre. La malade y consentit courageusement ; mais cet effort pour lui conserver au moins la vie fut tenté sans succès. La mort survint au cinquième jour, quatorze jours après celui où l'opération avait été pratiquée au pli du bras.

XXIX.

La maladie par elle-même, pendant le long temps qu'elle avait duré; puis cet acte chirurgical accompli à travers des parties en quelque sorte dénaturées ; puis le travail d'inflammation et de suppuration qui avaient succédé; puis enfin les changements provenus du fait même des hémorrhagies qui avaient eu lieu, et de l'action des hémostatiques employés vainement, tout cela avait introduit un tel désordre, une telle confusion dans toutes les parties constituantes du pli du bras, que l'autopsie du membre, malgré le soin que j'ai pu y apporter, ne m'a pas satisfait pleinement quant aux résultats que j'avais espéré en obtenir : du moins m'a-t-elle laissé beaucoup à désirer. Deux circonstances cependant ont pu être assez bien appréciées. D'une part, on voyait encore, sous les veines superficielles, quelques vestiges du kyste anévrismatique qui avait existé dans un temps. En second lieu, il fut bien constaté que, ainsi que je l'ai déjà dit, la communication artérioso-veineuse s'était établie, non pas immédiatement avec la veine basilique qui aurait dû être seule ouverte dans la saignée, mais avec l'une des veines brachiales profondes qui avait été aussi divisée avec l'artère. Ces détails anatomiques, et les principaux traits de l'observation que je viens de rapporter avaient été recueillis et ont été communiqués dans le temps à la Société anatomique par M. Puydebat, qui était alors un des internes attachés à mon service de la Charité, et qui depuis est devenu l'un des chirurgiens du grand hôpital de Bordeaux.

XXX.

TROISIÈME OBSERVATION.

J'ai pu être très explicite, et raconter sans réticences aucunes toutes les circonstances, les principales au moins, de ce dernier fait dans lequel on voit que l'opération pratiquée pour une varice anévrysmale ancienne a eu les conséquences les plus fâcheuses. Pour un autre, qu'on peut qualifier de malheureux, bien que le résultat définitif n'ait pas été aussi funeste, des motifs particuliers m'obligent à quelque circonspection dans l'exposé des détails. Il faut que j'allie les intérêts de la science avec les devoirs que m'imposent une amitié dont je fais le plus grand cas, et des sentiments de bonne confraternité. — Un homme du monde, M. B..., avait été saigné au bras gauche. Dans quel cas, pour quelle maladie? Je l'ignore. Probablement l'artère brachiale avait été piquée dans l'opération : mais peut-être aussi n'avait-elle pas été atteinte. En effet, chose bien remarquable, quatre années se passèrent sans que de la saignée résultât aucun effet insolite, sans qu'aucun phénomène extraordinaire se manifestât dans le membre. C'est quatre ans après seulement que s'annonça une varice anévrysmale; et c'est chose tellement inouïe dans l'histoire des anévrysmes artérioso-veineux consécutifs à la saignée, que pour le cas dont il s'agit en ce moment on peut se demander s'il n'y a pas eu perforation spontanée de l'artère et de la veine, et dès lors développement de la maladie sans relation aucune avec la saignée qui avait précédé. Autrement il a fallu qu'un caillot obturateur restât engagé pendant quatre ans dans les ouvertures correspondantes de l'artère et de la veine faites par la lancette. Certaines fois l'anévrysme faux consécutif a été aussi tardif, ou même plus tardif encore, dans son apparition après une blessure : je ne sache pas que cela ait été jamais vu pour la varice anévrysmale. La maladie existait depuis trois ans, quand M. B... me fut présenté pour la première fois, et quand, d'après mon avis et celui, je crois, de quelques autres chirurgiens, il se décida à subir une opération, fatigué qu'il était des tentatives infructueuses qui avaient été faites pour guérir sa maladie sans en venir à ce moyen extrême, et ne pouvant plus en supporter les incommodités. On avait usé de la compression par tous les procédés imaginables, avec tous les soins, toutes les précautions convenables, mais peut-être aussi avec trop d'insistance. J'ai pensé dans le temps, comme je pense encore

maintenant, que cette compression, longtemps exercée, particulièrement sur la main et à l'avant-bras, avait pu concourir à faire naître dans les vaisseaux de la partie inférieuré du
membre une diminution de calibre qui a préparé le développement du sphacèle après la ligature de l'artère humérale
au pli du bras.

XXXI.

Choisi par le malade et par son médecin habituel pour pratiquer l'opération, c'est en effet là, au pli du bras, que je la
fis, avec l'intention de comprendre entre deux ligatures la
partie de l'artère où se trouvait l'ouverture de communication avec les veines. J'y procédai de la même manière que
dans deux autres cas que je vais bientôt rapporter, où j'avais
déjà eu recours à la même méthode avec un succès remarquable. L'exécution en fut conforme à mes désirs : peut-être
même n'étais-je pas encore parvenu aussi bien à ménager
les veines, à ne les entamer que dans une très petite étendue, et à ne pas les comprendre dans les ligatures. Mais que
de choses fâcheuses se sont succédées les unes aux autres après
une opération aussi heureusement terminée! Et combien
peu l'événement a répondu à mon attente! La main et
l'avant-bras perdirent bientôt leur température et leur sensibilité naturelles; la circulation ne s'y rétablit pas. Dès le
troisième jour, les doigts étaient frappés de mortification.
Au huitième, le sphacèle s'étendait jusqu'au pli du bras : il y
eut nécessité d'amputer le membre, et je fis l'amputation
au-dessus du coude. Je la fis à lambeaux. Elle eut cela de
remarquable, que besoin fut de placer douze ou quinze ligatures, tant était grande la dilatation des vaisseaux secondaires
du bras. J'avais réuni la plaie par première intention, comme
il me paraît indispensable, ou du moins si convenable de le
faire après toute amputation à lambeaux. Nous étions au
dixième jour après cette seconde opération, que le malade
avait supportée avec résignation, et dont les suites premières
avaient été jusqu'alors très simples : mais à cette époque

une hémorrhagie abondante se déclare; elle s'arrête d'abord sous l'influence d'une compression des lambeaux, puis se renouvelle deux autres fois, et ne me laisse plus d'autre parti à prendre, pour sauver les jours du malade, que de jeter une ligature sur le tronc même de l'artère brachiale. C'est ce que je fis, en mettant celle-ci à découvert presque immédiatement au-dessous de l'aisselle, et en faisant agir deux fils rubanés sur un cylindre de sparadrap. Ces nouvelles ligatures tombèrent en temps opportun, sans nouvel accident fâcheux; et si M. B... a été assez malheureux pour avoir dû faire le sacrifice de son membre, du moins a-t-il eu la vie sauve. Il survit encore après dix ans.

XXXII.

Ainsi, varice anévrysmale du membre supérieur, spontanée peut-être, ou bien traumatique, mais formée quatre ans seulement après la saignée qui l'aurait fait naître; ligature de l'artère brachiale au pli du coude trois ans après l'apparition de la maladie; sphacèle de la main et de l'avantbras; amputation du bras, suivie tardivement d'hémorrhagies graves; et pour mettre fin à ces hémorrhagies, nouvelle ligature de l'artère brachiale, ligature pratiquée audessus du moignon, près du creux de l'aisselle, et assurant la vie du malade; que de circonstances, ou remarquables ou graves, réunies dans un seul fait, et qui en constituent un des faits les plus curieux de chirurgie pratique qu'on ait recueillis!

XXXIII.

QUATRIÈME ET CINQUIÈME OBSERVATIONS.

Après ces deux cas malheureux, mais de deux manières différentes et aussi à deux degrés différents, viennent ceux que j'ai annoncés comme ayant été de véritables triomphes pour la chirurgie, et me paraissant déposer en faveur de l'opération appliquée à la varice anévrysmale plutôt quand

la maladie est récente, ou que du moins elle n'est pas encore
très ancienne, que lorsqu'elle a pris un très grand développement, et qu'elle date d'une époque éloignée. J'ai dit qu'ils
étaient au nombre de deux. Pour l'époque à laquelle je les ai
observés, ils ont précédé, l'un de trois ans, l'autre de dix-huit
mois seulement, celui de la personne qui a survécu à l'amputation du bras qu'avait nécessitée le sphacèle de la main et de l'a-
vant-bras. L'un est de 1836, l'autre de 1838. Les deux malades,
je l'ai déjà fait entendre, étaient dans des circonstances fort
analogues, au moins quant au temps depuis lequel la maladie
existait. Ils avaient à très peu près le même âge ; et si simple a été l'opération chez tous les deux, si semblables ou si
analogues ont été les événements qui l'ont suivie, que pour
abréger je n'en ferai qu'un exposé très succinct. L'un des
deux était un compagnon maçon, de Boulogne près Paris,
que j'opérai à l'Hôtel-Dieu ; l'autre une jeune dame d'une
des villes centrales de la France , appartenant à une famille distinguée, dont il a été bien convenu que je tairais à
jamais le nom et la résidence habituelle pour sauvegarder
la réputation du médecin, fort capable d'ailleurs, par qui
cette jeune dame avait été saignée. C'est une réserve, c'est
une discrétion que les convenances exigent qu'on s'impose
pour la plupart des faits du genre de ceux qui sont l'objet
de mon travail, puisque toujours il y a eu, ou faute commise,
ou malheur éprouvé par un homme de l'art. Chez l'un comme
chez l'autre de ces deux malades, l'opération n'a été laborieuse qu'autant qu'elle devait l'être inévitablement. Sur
l'un comme sur l'autre, je suis parvenu à soulever les veines, à les détacher des parties sous-jacentes, à les déplacer
en quelque sorte, de manière à pouvoir embrasser l'artère
brachiale avec les ligatures très immédiatement, tant au-dessus qu'au-dessous de l'ouverture anastomotique ; et dans les
deux cas j'appliquai un corps cylindrique sur l'artère avant
de serrer les ligatures pour intercepter l'abord du sang à la
fois du côté du cœur et du côté du système capillaire. Dans
les deux cas, l'opération a eu l'issue la plus heureuse. Tous
les phénomènes de la varice anévrysmale ont disparu incon-

tinent. La circulation s'est promptement rétablie dans la main et l'avant bras ; et la guérison de la plaie n'a été ni enrayée, ni seulement retardée par un trop long séjour des ligatures et du cylindre sur lequel celles-ci étaient nouées. Ces moyens d'interception du cours du sang s'étaient détachés chez la jeune dame le quinzième jour, et chez l'homme le dix-huitième après leur application. Ni l'un ni l'autre de ces deux malades n'avait été soumis à un traitement par la compression ; et maintenant que je reporte ma pensée vers cette circonstance, et vers cette autre aussi, que, chez l'un comme chez l'autre, la varice anévrysmale était récente, qu'elle existait depuis quelque semaines seulement, j'ai peine à ne pas y trouver, en grande partie au moins, la raison, tant des suites heureuses de l'opération, que du peu de difficultés qu'elle m'a présentées dans l'un comme dans l'autre cas.

XXXIV.

Fussé-je dans l'erreur à cet égard, je n'en distingue pas moins ces deux cas des autres que j'ai fait connaître, sous ce rapport quils ont trait à des varices anévrysmales qui probablement n'avaient pas pris encore tout leur développement, et qui ne dataient pas d'une époque éloignée au moment où j'en ai entrepris et obtenu la guérison par la ligature au pli du bras. Est-ce à dire pour cela, et encore à cause de ce qu'il y a eu de malheureux dans les deux cas que j'ai exposés en premier lieu, que l'opération doit avoir toujours une issue favorable quand on l'applique à une varice anévrysmale récente, et n'offrir, au contraire, aucune chance de succès quand la maladie est ancienne ? Non, telle n'est pas ma pensée. Je n'ai pas une manière de voir aussi absolue : elle serait en opposition trop manifeste avec le fait même par lequel j'ai commencé ma communication à l'Académie, et qui m'en a donné l'idée. On l'a vu, chez la personne qui en est le sujet, l'origine de la varice anévrysmale remontait à six années ; la maladie avait pris un grand développement ; on avait essayé d'en arrêter les progrès par la compression ; et cette

compréssion avait été exercée principalement au pli du bras,
plutôt à la vérité et seulement dans l'intention de modérer
l'impulsion du sang artériel, et son effort contre les parois
des veines, que dans le but d'obtenir l'oblitération de l'artère
brachiale ; il y avait eu, par l'effet de cette compression, et
à raison du caractère propre de la maladie, ampliation considérable du système artériel au-dessus du pli du bras. Nonobstant toutes ces circonstances plus ou moins défavorables,
l'opération n'a été que médiocrement laborieuse ; les suites
premières en ont été des plus simples, et le résultat définitif
admirablement beau : le malade a eu la vie sauve, et le
membre est rentré dans son état normal.

XXXV.

Tels sont les faits relatifs à l'anévrysme artérioso-veineux,
et particulièrement à la varice anévrysmale, dont j'ai cru devoir présenter l'ensemble à l'Académie. Encore qu'ils ne
forment pas un faisceau bien considérable, leur nombre n'est
cependant pas à dédaigner, quand on pense au nombre ab-
solu si limité des faits de même ordre que la science pos-
sède ; et peut-être m'est-il permis d'en déduire quelques
enseignements, de les faire servir à quelques données gé-
nérales.

Déjà ils confirment que si, rigoureusement, la varice anévrysmale peut être quelquefois spontanée, elle est bien plus
souvent d'origine traumatique.

Ils confirment aussi que, de toutes les causes traumatiques,
celle qui la produit le plus ordinairement, c'est la saignée au
pli du bras avec simple piqûre, ou lésion plus étendue de
l'artère brachiale ; et qu'à cause de cela, la varice anévrysmale, et l'anévrysme variqueux proprement dit, se montrent
bien plus fréquemment au bras que dans quelque autre région
du corps que ce soit.

Ils m'autorisent à penser et à dire que la maladie est beaucoup plus fréquente au bras gauche qu'au bras droit, ce qui
doit être pour le phlébotomiste un avertissement, et lui

Inspirer des précautions auxquelles on n'a peut-être pas assez songé jusqu'à présent.

Ces faits ne tendent-ils pas aussi à fortifier les chirurgiens dans l'opinion, qui, du reste, tend à devenir de plus en plus prédominante, à savoir que si l'on doit entreprendre la guérison d'un anévrysme variqueux, ou même d'une simple varice anévrysmale par la ligature de l'artère qui verse le sang dans les veines, l'opération doit être pratiquée là même où existe l'ouverture anastomotique, et non pas par ce qu'on nomme la méthode d'Anel ou de Hunter?

N'autorisent-ils pas enfin à penser qu'il peut y avoir de graves inconvénients à abandonner trop longtemps à lui-même l'anévrysme artérioso-veineux, sous l'une comme sous l'autre de ses deux formes principales, et que, lorsqu'à raison de son siége, il y a possibilité d'en entreprendre la guérison, l'opération à faire est plus simple et plus susceptible de réussir quand la maladie est récente que lorsqu'elle est ancienne.

Paris. — Imprimerie de L. MARTINET, rue Mignon, 2.

9 782329 115870